CONGRÈS INTERNATIONAL D'HYGIÈNE & DE DÉMOGRAPHIE

DE 1889

SUR L'ÉTAT SANITAIRE

MALADIES, MORTALITÉ, LONGÉVITÉ

DES OUVRIERS

DANS LES EXPLOITATIONS CHARBONNIÈRES PENDANT LES DERNIÈRES ANNÉES

SPÉCIALEMENT DANS LA PROVINCE DE LIÈGE

Par le Dr Hyacinthe KUBORN

Officier de l'Ordre de Léopold et de l'Instruction publique
Membre titulaire de l'Académie de médecine
Professeur d'hygiène à l'École normale supérieure des Humanités
Président de la Société royale de Médecine de Belgique

PARIS

BIBLIOTHÈQUE DES *ANNALES ÉCONOMIQUES*

PLACE DE L'ÉCOLE-DE-MÉDECINE
4, rue Antoine-Dubois, 4

1889

CONGRÈS INTERNATIONAL D'HYGIÈNE & DE DÉMOGRAPHIE

DE 1889

SUR L'ÉTAT SANITAIRE

MALADIES, MORTALITÉ, LONGÉVITÉ

DES OUVRIERS

DANS LES EXPLOITATIONS CHARBONNIÈRES PENDANT LES DERNIÈRES ANNÉES

SPÉCIALEMENT DANS LA PROVINCE DE LIÈGE

Par M. le Dr Hyac. KUBORN

PARIS

BIBLIOTHÈQUE DES *ANNALES ÉCONOMIQUES*

PLACE DE L'ÉCOLE DE MÉDECINE

4, rue Antoine-Dubois, 4

1889

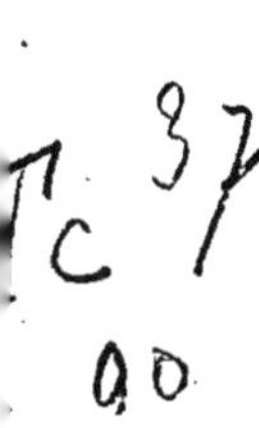

CONGRÈS INTERNATIONAL D'HYGIÈNE & DE DÉMOGRAPHIE

SUR L'ÉTAT SANITAIRE

MALADIES, MORTALITÉ, LONGÉVITÉ

DES OUVRIERS

Employés dans les Exploitations charbonnières pendant les dernières années

SPÉCIALEMENT DANS LA PROVINCE DE LIÈGE

Par M. le Dr Hyac. KUBORN.

I. — Vingt-huit années sont passées depuis qu'une étude approfondie de l'hygiène et des maladies des ouvriers houilleurs en Belgique nous a permis de marquer l'échelon de leur santé et de leur longévité. Dix ans plus tard, dans notre rapport et dans la discussion académique sur l'enquête relatifs au travail des femmes et des enfants dans les mines, nous avons pu revenir sur ce sujet. On se rappelle les débats passionnés auxquels ont donné lieu, au sein du Parlement, le projet de loi sur le travail des femmes et des enfants dans les mines. La chambre des représentants finit par voter le projet qui, à une voix de majorité, vint échouer au Sénat. Actuellement la Chambre est saisie d'un texte dû à l'initiative du Gouvernement et qui embrasse toutes les industries.

Le moment m'a paru opportun pour faire un retour sur le passé ; pour constater les considérations hygiéniques et sanitaires actuelles de notre population minière.

Les maladies qui atteignent les ouvriers des mines procèdent de l'inobservance des règles de l'hygiène commune concernant les habitations, le régime, les vêtements, etc... et dont les influences éprouvent un redoublement d'activité par l'insouciance, l'absence d'instruction et d'éducation. Les causes spéciales, celles qui relèvent directement du métier, dépendent d'un côté : de l'âge trop peu avancé auquel les ouvriers sont admis dans l'intérieur des travaux, de tâches fatigantes trop prolongées, de prédispositions morbides ; d'autre part : de l'absence de lumière; de l'altération de l'air par les gaz, les miasmes, les émanations, la poussière du charbon; l'humidité, de brusques transitions de température; des efforts musculaires, des positions forcées, de l'usage des échelles à la remonte et à la descente. Il est des causes qu'on peut faire disparaître; il en est, qui sont inhérentes au métier, et dont on peut sensiblement atténuer les effets. L'application des moyens dépend beaucoup de la volonté individuelle; mais celle-ci resterait impuissante si elle était livrée à elle-même; le concours des chefs d'industrie et l'intervention directe du Gouvernement sont indispensables. Voici les *desiderata* que nous formulions en 1862 (1).

L'intérêt de la santé et de la vie d'un grand nombre de citoyens, exposés du chef de leurs travaux à des dangers constants, justifie ici, plus que nulle part ailleurs, l'intervention du gouvernement. Il a déjà beaucoup fait, on verra par l'énumération qui suit qu'il reste encore à faire.

1° Veiller à ce qu'on donne de larges dimensions à la bure de tirage ; à ce que les galeries soient larges, élevées, non étroites et tortueuses;

2° A ce que les courants d'air soient divisés de manière à ne pas forcer le même air de balayer plusieurs tailles successives, en un mot que chaque taille ait un aérage propre ;

3° Surveiller le fréquent renouvellement des bois qui servent au cuvelage et aux étais des galeries ;

4° Provoquer l'assèchement du sol à l'aide de rigoles conduisant les eaux dans un canal d'où elles sont extraites ;

5° Ordonner la suppression absolue des échelles et les remplacer partout où c'est possible par le système à paliers mobiles, nommé *Fahrkunst;*

6° Interdire aux femmes les travaux houillers, source d'aménorrhée, de chloro-anémie, de dystocie, d'avortement et d'immoralité ;

---

(1) V. *Étude sur les maladies particulières aux ouvriers mineurs employés dans les exploitations houillères en Belgique*, pp. 222-224 ; Mém. couronné par l'Académie de médecine.

7° Ne recevoir aucun enfant dans les travaux que muni d'un livret attestant qu'il a fréquenté l'école primaire sans interruption pendant quatre années au moins ;

8° N'admettre aucun enfant avant l'âge de 12 ans révolus ; car, bien que les petits *serveurs* ne soient pas soumis aux influences les plus nuisibles, et, partant, aient peu à souffrir dans les bures, les conditions générales du milieu souterrain leur sont fatales avant 12 ans. Interdire formellement le métier de *bouteur* et de *chargeur à la taille* avant 16 ou 17 ans, celui de haveur avant 21 ans. Il est à regretter qu'on doive employer des enfants au *hierchage* dans certaines galeries basses, étroites, comme il s'en rencontre encore ; cette tâche est des plus nuisibles au développement de leur constitution et de leurs organes ; il y a lieu de veiller à ce que de telles galeries disparaissent de jour en jour ;

9° En aucun cas la journée de travail ne doit dépasser huit heures ; les doubles tâches sont formellement défendues ;

10° Nul ne peut être admis dans les travaux des mines s'il n'est porteur d'une attestation délivrée par un ou plusieurs médecins commis par le Gouvernement, et certifiant le degré d'aptitude physique de l'apprenti ;

11° Seront exclus tous les individus d'une constitution chétive, ou atteints de hernie, de maladies du cœur ou d'emphysème pulmonaire ;

12° Décréter l'instruction gratuite pour les enfants des houilleurs dans les écoles publiques.

De leur côté les administrateurs des exploitations houillères peuvent singulièrement contribuer par des mesures efficaces à l'amélioration sanitaire de leurs ouvriers. D'abord en aidant le gouvernement dans sa tâche, au lieu de fermer les yeux sur les abus qui se commettent, ensuite par les moyens suivants :

13° Faire passer le mineur au sortir du puits dans une pièce chauffée, où il dépouillera ses habits de travail pour reprendre des vêtements chauds et secs ; on aura ici à lutter contre les habitudes routinières de l'ouvrier ;

14° Laisser quelquefois travailler les anémiques à la surface ou leur donner une tâche de nuit ; exclure des tailles ceux qui deviennent emphysémateux ou qui commencent une affection du cœur pour ne leur donner qu'une tâche légère et dans un air non altéré ;

15° N'accorder de concours aux caisses de prévoyance que pour autant que celles-ci mettront sur le même rang que les mutilés ou les tués, les mineurs devenus incapables de travailler ou morts à la suite d'une des maladies inhérentes à la profession ;

16° Exclure des travaux tout mineur en état d'ivresse; renvoyer ceux qui sont notoirement connus comme adonnés à l'ivrognerie;

17° Faire construire, autant que possible, de petites habitations avec un jardin dont on facilitera l'acquisition à l'ouvrier; l'administration pourra ainsi veiller au bon état de ces logements. En tout cas, elle agirait sagement en décernant des livrets annuels de caisse d'épargne aux ménages les plus propres et les mieux entretenus;

18° Établir, dans les années de cherté de vivres, des magasins alimentaires, où l'ouvrier puisse se procurer, à peu de chose près du prix de revient, les objets de première nécessité;

19° Fournir gratuitement, ou sur les fonds des caisses de secours, aux enfants des houilleurs, les livres de classe dont ils auront besoin; favoriser l'institution d'écoles du soir qu'on engagera les jeunes mineurs à fréquenter.

II. — TABLEAU COMPARATIF *des décès survenus à diverses époques et à différentes périodes d'âge dans la population générale du Royaume, la population locale de Seraing et dans celle des exploitations charbonnières de cette ville*, rapportés à 1.000 Décès.

	Colonne I	II	III					IV	V	VI	VII
	MORTALITÉ générale DANS LE ROYAUME 1841-1855	MORTALITÉ générale DANS LE ROYAUME 1870-1880	MORTALITÉ A SERAING DANS SON ENSEMBLE ET AVEC SEXES SÉPARÉS Rapportée à 1.000 de chaque catégorie 1875 à 1885					MORTALITÉ SPÉCIALE DES HOUILLEURS 1863-1868	MORTALITÉ SPÉCIALE DES HOUILLEURS 1875-1885	LONGÉVITÉ 1863-1868	LONGÉVITÉ 1875-1885
			A En 1.000 individus des deux sexes			B En 1.000 de chaque sexe					
			Ensemble	Hommes	Femmes	Hommes	Femmes				
	(1)	(2)		(3)				(4)	(5)	(6)	(7)
De 12 à 20 ans	81.5	56.5	116.3	61.6	54.7	115.0	116.9	147.8	112.1	37 ans 6 mois 15 jours	40 ans 8 mois 22 jours
De 20 à 30 ans	117.7	96.5	157.2	83.3	73.9	157.0	157.7	261.0	152.4		
De 30 à 40 ans	105.4	95.9	138.3	73.4	61.9	138.1	136.8	199.0	162.0		
De 40 à 50 ans	147.2	112.4	150.9	80.0	70.9	150.5	151.5	165.0	224.0		
De 50 à 60 ans	128.4	129 4	157.2	83.2	74.0	157.0	158.0	153.6	198.8		
De 60 à 70 ans	169.5	172.8	138.3	74.1	64.2	139.2	137.0	56.7	125.5		
De 70..........	280.5	70 à 80 : 223.1 80 à 90 : 103.9 90 à 100 : 9.9 100 à ... : 0.11 337.01	141.5	75.0	66.5	141.0	142.1	17.0	29.8		

(1) D'après les documents officiels. — (2) *Bull. de la Commission centrale de statistique.* — (3) Registres de l'état civil de la ville de Seraing. — (4) Rapport et discussion sur le travail des femmes et des enfants dans les mines, in *Bull. de l'Académie de médecine.* — (5) Registre de l'état civil. — (6) *Bull. de l'Académie de médecine.* — (7) Registres de l'état civil de Seraing.

Ce serait de gaieté de cœur commettre une lourde faute que de mesurer la vie professionnelle, dont les chances ne commencent qu'à un certain âge, avec la vie à partir de la naissance.

Ici, 5 °/o des survivants à peine atteignent la soixantaine, tandis qu'à partir de 10 ans, par exemple, 40 °/o y arrivent.

C'est pourquoi, pour rendre nos résultats comparables, avons-nous considéré l'existence à partir de 12 ans, âge auquel les ouvriers sont admis dans les mines.

On voit nettement que les étapes de 12 à 40 ans sont moins mortelles pendant le décennal 1870 à 1880 que pendant la période 1841 à 1855. Il y a pour ainsi dire égalité jusqu'à 70 ans.

A partir de cet âge, la mortalité des vieillards est plus grande aux âges repris à la colonne II; d'où cette conséquence de l'accroissement de longévité durant cette période.

La colonne III met, en regard des précédentes, la mortalité générale à Seraing où sont situés les charbonnages qui ont servi à nos relevés. On y lit qu'à toutes les périodes précédant 60 ans, la mortalité est plus forte que dans le royaume en général; à partir de 60 ans elle est considérablement plus faible. La longévité est beaucoup moindre à Seraing.

Nous avons fait ici la part de la mortalité par sexe, afin de resserrer la comparaison avec celle des houillères de la localité où les femmes n'étaient déjà plus admises dans la période considérée, ni les enfants avant l'âge de 12 ans. C'est à cette mesure venant de la seule initiative de nos chefs d'industrie, que sont dues en grande partie les heureuses différences que présentent la santé et la longévité des mineurs, mises en regard de la période antérieure. Sans doute, les écarts sont encore considérables, eu égard surtout à la longévité dans la population locale.

Ainsi, en comparant les deux colonnes III B. *hommes* et V, nous constatons une moindre mortalité chez les mineurs de 12 à 30 ans; mais, à partir de 30 ans, le bénéfice se perd et tandis que la mortalité des vieillards, dans la population urbaine masculine, se chiffre par 281 en °/oo, celle des mineurs est réduite à 255 (à partir de 60 ans).

Pour se convaincre de l'immense progrès réalisé, au point de vue de la mortalité aux différents âges et de la longévité des mineurs, la comparaison des colonnes IV et V est concluante.

Jusqu'à l'âge de 40 ans, la mortalité est moindre chez ces derniers; elle s'aggrave sensiblement de 40 à 60, mais à partir de 60, elle fournit sur la période correspondante antérieure, une longévité double chez les vieillards.

Disons enfin que pour la période de 1863 à 1868, la vie moyenne n'est que de 37 ans 6 mois 15 jours, tandis qu'elle s'élève pour la période actuelle, à 40 ans 8 mois 22 jours.

III. — Je passe aux maladies qui ont déterminé la mort parmi les charbonniers employés aux exploitations de Seraing. Les chiffres ont été relevés sur les documents fournis à la Société royale de médecine publique par les médecins correspondants et le médecin vérificateur des décès.

Je n'ai pu faire état des données concernant le premier semestre de l'année 1885, les documents étant incomplets.

MALADIES DONT SONT DÉCÉDÉS LES HOUILLEURS A SERAING

Du 1er *juillet* 1885 *au* 1er *janvier* 1888.

Maladies des voies respiratoires : (84)	Bronchite et pneumonie aigües	18
	Bronchite et pneumonie chroniques	36
	Pleurésie	2
	Emphysème pulmonaire	16
	Asthme (?)	7
	Tuberculose pulmonaire	4
	Anthracose (?)	1
Maladies organiques du cœur (17)		17
Maladies des voies digestives : (12)	Gastrite chronique	5
	Gastro-hépatite	1
	Ulcère de l'estomac	1
	Rétrécissement de l'œsophage	1
	Entérite aiguë	2
	Dysenterie	1
	Ictère	1
Maladies des centres nerveux : (6)	Apoplexie cérébrale	5
	Epilepsie	1
Maladies diverses : (37)	Cirrhose du foie	5
	Maladie de Bright	1
	Cystite	1
	Rhumatisme articulaire	1
	Ankylostomasie	1

Maladies diverses : (37)		
	Anémie	1
	Fièvre typhoïde	1
	Syphilis	1
	Tumeur blanche	1
	Maladies indéterminées	24
	TOTAL	156

Accidents.. 12

Les maladies des voies respiratoires l'emportent sur toutes les autres causes de décès réunies : 56 °/₀ dont 18 aiguës, et 66 chroniques avec quatre cas de tuberculose.

Les bronchites aiguës ou chroniques, les simples catarrhes des voies respiratoires, le rhumatisme musculaire sont de beaucoup les maladies qui se présentent le plus communément au cabinet.

Je ne parle pas de l'asthme, de l'emphysème qui sont le lot de la plupart des vieux ouvriers qu'on revoit, comme de fidèles abonnés, périodiquement à la consultation. Viennent ensuite les embarras et les catarrhes gastriques et enfin les flux intestinaux.

Les blessures sont nombreuses aussi, ce sont des plaies aux membres, résultant de coups de hache; des plaies par écrasement des extrémités supérieures et inférieures; les contusions à la tête, à la face; aux membres; les hernies (11 individus sur 100); les fractures plus fréquentes que les luxations. Mentionnons encore l'hygroma du genou. Du côté des yeux, en dehors des traumatismes, notons surtout l'amblyopie. La cataracte n'est pas rare. Mais il est une altération en quelque sorte caractéristique des métiers des mineurs qui travaillent à la lampe suspendue dans la taille, je veux parler de ces oscillations de l'iris qu'on observe si bien lorsqu'on dit au sujet de regarder en haut, un doigt posé sur le front. Ce tremblottement iridien, connu sous le nom de nystagmus, n'altère en rien les fonctions visuelles; la dilatation et la contraction pupillaires ne sont ni plus lentes ni plus rapides qu'à l'état normal.

La phtisie pulmonaire est rare chez nos houilleurs. En 1862, sur 1,520 ouvriers de fond et 540 malades, je l'avais constatée 8 fois en quatre années, soit 1,3 par an en 1,000 individus ou 14 fois sur 1,000 malades.

Beaucoup plus tard, de 1886 à 1888, on en a relevé quatre cas sur une période de deux ans et demie, un chiffre de 5160 houilleurs et

156 décès, soit moins de un par an et un peu plus de 14 p. 1000 des décès de tout genre, tandis que dans l'ensemble des décès de la localité qu'habitent ces mineurs cette proportion s'élève de 9 à 10 p. 1000.

Fait à noter : en défalquant de ces quatre décès celui d'un maître ouvrier instruit et aisé, fervent disciple de Comus, de Bacchus et de Vénus, mort vers 48 ans, de tuberculose, sans avoir présenté d'expectoration noire, nous trouvons, pour les trois autres, les âges respectifs de 17, 19 et 20 ans. Ces ouvriers n'étaient ni des haveurs ni des bouteurs, c'est-à-dire de la catégorie de ceux qui sont les plus exposés à la respiration des poussières de la mine. Puis à cet âge, la poussière de charbon n'a pas encore eu le temps de s'infiltrer dans le tissu pulmonaire, car il faut des années pour cela. C'étaient de vrais phtisiques.

La phtisie pulmonaire a été confondue avec la bronchite chronique accompagnée d'infiltration charbonneuse. En l'état actuel de la pathologie, pareille méprise serait inexcusable, même dans des cas où l'auscultation et la percussion indiqueraient l'existence de cavernes ou de foyers de ramollissement. Certes l'infiltration charbonneuse peut être favorisée par la présence de tubercules; mais la réciproque n'est pas vraie. On conçoit qu'elle irrite les ramuscules bronchiques, qu'elle en entretienne l'inflammation; mais son pouvoir ne va guère au delà. D'autre part, la stagnation des poussières est facile dans l'emphysème par suite d'une inspiration incomplète. De là à une pénétration il n'y a qu'un pas. Par quel mécanisme se produit-elle? On a beaucoup disserté là-dessus. Dans notre *Étude sur les maladies des ouvriers mineurs*, nous écrivions : « les particules de charbon inhalées vont tapisser les ramifications bronchiques et les vésicules pulmonaires, pénètrent dans la trame des poumons entre les lames du tissu cellulaire élastique jusqu'aux radicules des lymphatiques d'où elles sont charriées aux ganglions ». Le cul-de-sac des bronches ne dépasse pas 11 à 12 centièmes de millimètres, mais si ce n'est suffisant pour laisser pénétrer des poussières dont la ténuité est cependant extrême, et qui vont jusqu'à se déposer sur le cadran dans les rouages de la montre de l'ouvrier, protégée par une boîte en laiton, il faut tenir compte de ce fait, qu'après un certain nombre d'années d'exercice, les poumons des mineurs sont de *minoris resistentiæ* et que l'effraction est favorisée par la pression de la colonne d'air emmagasinée dans les vésicules qui ont perdu de leur élasticité, pression rendue encore plus forte pendant les efforts. Enfin cette pénétration est encore facilitée par l'absence d'épithélium sur une quantité de points.

Pour résumer ma pensée au sujet des rapports de la phtisie pulmonaire avec l'anthracose, je ne puis que reproduire quelques-unes des conclusions contenues dans mon mémoire :

5. La poussière de houille est impuissante à faire naître la phtisie pulmonaire et même à favoriser l'évolution de granulations préexistantes, à hâter le développement des phénomènes de la phtisie.

7. Elle aide mécaniquement à la production de l'emphysème pulmonaire.

8. Elle ne donne naissance à aucune maladie spéciale et, chaque fois que l'infiltration charbonneuse coïncide avec un état général grave, on peut toujours mettre cet état sur le compte d'un emphysème, d'une bronchite, d'une phtisie, d'une affection du cœur, d'une pneumonie chronique.

L'infiltration pulmonaire est compatible avec un certain état de santé.

Après vingt-cinq ans de pratique industrielle je n'ai à ajouter ni à retrancher un mot de ces conclusions. Plus tard la découverte de la nature de la tuberculose,des processus initiaux de la phtisie est venue confirmer l'observation de la clinique à cet égard.

J'aborde ce point si intéressant.

J'ai rapporté, dans mon étude sur les maladies des mineurs, quatre cas de décès intéressant des houilleurs atteints d'anthracose. C'est à peine si j'en ai rencontré un cas dont j'ai pu suivre l'évolution de 1863 à 1883. Depuis cette dernière année j'en ai pu recueillir deux dont il importe que je vous retrace sommairement l'histoire.

J. D., 28 ans, a été exempté du service pour faiblesse de constitution. Maçon de son état, il est entré à 21 ans dans les charbonnages. A 19 ans,il avait été pris d'une fluxion de poitrine compliquée de pleurésie. Il déclare avoir été atteint depuis lors de bronchites à peu près chaque hiver. A maintes reprises il a dû suspendre son travail de *bouteur*, tantôt pour une cause, tantôt pour une autre. Il courait alors de charbonnage en charbonnage, cherchant les tâches faciles. Vers la fin de février 1886 il éprouvait une telle gêne respiratoire qu'il se fit admettre à l'hôpital d'où il sortit après un séjour de deux semaines. A l'anhélation s'était jointe une toux quinteuse avec expectoration mucoso-purulente striée de sang et de matières noires agglomérées dans le mucus en points isolés ou le teignant uniformément en gris plus ou moins foncé. Ce fut dans ces circonstances qu'il vint me consulter. Il a le teint jaunâtre, sa maigreur est extrême ; il présente le type d'une respiration costo-supérieure. La poitrine est légèrement globuleuse à la partie supérieure du sternum. Le murmure respiratoire est obscur; on entend disséminés de nombreux râles muqueux. Sous la clavicule droite, matité assez prononcée avec respiration rude. Au niveau du lobe moyen, bronchophonie avec râles sonores.

Malgré l'aspect caractéristique des crachats, le diagnostic ne pouvait être douteux ; j'avais affaire à une tuberculose pulmonaire primitive. Les antécédents du sujet, son âge, le peu de temps qu'il a passé dans les travaux, tout montre que l'encombrement charbonneux, lequel d'ailleurs ne produit jamais la fonte tuberculeuse, n'est que secondaire.

Le diagnostic est confirmé par l'examen bactériologique. Le procédé de coloration d'Erlich au moyen de la fuchsine et de l'aniline permettent de distinguer dans les crachats les agglomérations bacillaires caractéristiques du bacille de la tuberculose.

Henri S..., 46 ans, est entré dans les mines dès l'âge de 13 ans. Il accuse de l'anhélation depuis plusieurs années déjà, mais jamais il n'a été gêné au point de devoir suspendre son travail; il a, dit-il, toujours toussé. L'hiver dernier (1888) il a été atteint de pleuro-pneumonie; il a pu reprendre son travail après trois semaines de maladie. Néanmoins la gêne respiratoire ne disparaît plus après la cessation de sa tâche, comme c'était le cas auparavant; il éprouve de fortes palpitations. La toux est devenue pénible; elle se produit par quintes et ne cesse que par l'expectoration de crachats épais et noirs,parfois accompagnés de vomissements Mais comme il y a longtemps qu'il crache plus ou moins noir, il ne s'est jamais inquiété pour si peu, ni même des striations de sang qu'il avait remarquées et qu'il attribuait à ses efforts de toux. Il est avant tout désespéré de sa faiblesse croissante et de la perte absolue d'appétit qui l'accompagne. Seul un petit verre de genièvre le soutient.

L'auscultation nous révèle une respiration rude, prolongée et bronchique. En arrière diminution de sonorité et respiration soufflante aux deux sommets ; matité prononcée au niveau du lobe inférieur droit, vestiges sans doute de la pleurésie de l'année précédente ; bronchophonie ; gargouillement à la région postéromoyenne du poumon du même côté. L'auscultation du cœur révèle un bruit de souffle au premier temps à la pointe et au second à la base.

Pas de dépression sous-claviculaire prononcée; la poitrine est voussée au niveau des premières côtes surtout.

Ici le son est clair, le bruit respiratoire nul

Le diagnostic était multiple : emphysème pulmonaire avec insuffisance des valvules mitrale et aortique; bronchite chronique avec dilatation bronchique probable. Mais y avait il des foyers de ramollissement dus à une *fonte* tuberculeuse? Peu importait qu'il y eût des tubercules crus, car les tubercules ne renferment pas tous des bacilles et l'on ne rencontre pas ceux-ci à tous les états de développement des tubercules, qui ne sont sans doute constitués en milieux de culture qu'à un certain moment. La méthode bactériologique d'Erlich ne décèle aucun caractère de bacille tuberculeux. L'essai est repris quelques jours plus tard par la méthode de Weigert, au violet de gentiane avec l'aniline suivie de la coloration de contraste au brun Bismark. Le résultat reste négatif. Il n'y a pas de bacille ; pas de fonte tuberculeuse.

Les bactéries ne se développent, ne prolifèrent que sur un terrain pathologique leur offrant un milieu de culture, sur un organe prédisposé par imminence morbide qui les sollicite.

Ainsi en est-il de certains vibrions de la putréfaction, inoffensifs pour des tissus sains, mais nocifs, lorsqu'ils rencontrent les mêmes tissus en l'état malade. En considérant les pneumoconioses, les pneumonies, les bronchites chroniques, l'emphysème pulmonaire, et dont l'examen microscopique des poumons de quelques-uns n'a point révélé la présence de ces tubercules ramollis, de cette dégénérescence caséeuse qui caractérise la phtisie pulmonaire avec laquelle ces états ont été si souvent confondus, il nous a bien été permis d'affirmer la rareté de la phtisie tuberculeuse chez les mineurs et d'attribuer cette sorte d'immunité, dans le district où nous l'avons constatée et où cette maladie entre pour 10 °/₀ dans la mortalité générale, à l'influence d'un milieu imprégné d'émanations de la houille propres à stériliser le terrain. En effet, sur trente-quatre sujets dont nous avons raconté l'histoire, il en est quatre seulement (Obs. VIII, IX, X, XI) où l'on a rencontré des foyers de ramollissements tuberculeux. Rien du côté des trente autres, dont vingt-trois ont été autopsiés. Rencontrant notre opinion au sujet de la cause de cette innocuité, notre savant confrère de Lille, le professeur Arnould, écrivait humoristiquement que les malades préféreraient toujours aller à Nice ou à Menton que dans nos tailles. Il a raison : le choix des mineurs ne serait pas plus douteux que celui de ces malades; mais : *non licet omnibus adire Corinthum.*

On ne peut invoquer dans l'espèce le rôle qu'attribue aux phagocytes une ingénieuse théorie. Si la présence de tubercules crus, que l'action bacillaire fait passer à la caséification est indispensable, peut-on admettre qu'au milieu de la population dont ils font partie, les mineurs ne seraient pas porteurs de tubercules crus? De 1856 à 1862 sur 1520 ouvriers de fond que nous avons été appelé à soigner, nous avons relevé 540 cas de maladies sur lesquels il ne s'est présenté que 8 phtisiques. De juillet 1886 à décembre 1888, pour une moyenne de 5100 ouvriers de fond, le médecin-vérificateur n'accuse que 4 décès de phtisie, tandis que la ville en compte plus de 130 pendant les même laps de temps pour une population de 32,000 âmes. Mais nos mineurs, pas plus que les autres habitants, ne sont indemnes de noyaux tuberculeux. Comment se fait-il que ces nodules passent si rarement à la caséification? Les bacilles ont pourtant, pour opérer leur œuvre, les portes d'entrée toutes larges béantes,celles même que leur ont ouvertes les molécules de charbon en pénétrant par effraction ou autrement dans le tissu conjonctif et les ganglions bronchiques. On rencontre, au niveau des dernières ramifications bronchiques, de nombreux points veufs de leur épithelium. C'est là le terrain propice que créent aux bacilles de la tuberculose les fièvres éruptives, la coqueluche et ces maladies quasi inhérentes au métier : la bronchite et la pneumonie.

Où donc trouver en dehors des émanations de la houille une raison d'être de cette sorte d'immunité ?

Un mot des accidents pour clore ce chapitre. En confondant ceux qui ont déterminé isolément la mort, asphyxie ou blessures graves à la suite d'éboulements, fractures du crâne ou de la colonne dues à la chute de pierres, etc., avec les terribles catastrophes occasionnées par l'inflammation de l'hydrogène proto-carboné ou grisou, nous comptons pour toute la province de Liège, sur un chiffre de 25,000 ouvriers houilleurs, dans le quinquennal 1882 à 1886, 1,19 ouvriers tués sur 1000; dans le quinquennal suivant 1883 à 1887 — 0,90 seulement. Pour Seraing, sur 5,604 houilleurs, dans le décennal 1875 à 1885 — 2 p. 1000.

Ces proportions sont faibles quand on songe aux nombreux dangers que court le mineur durant le temps qu'il passe dans la mine. A quoi devons-nous ce nombre restreint de victimes? Nous allons le voir.

IV. Vers 1870, et, dans de nombreuses exploitations, bien plus tard, les galeries de roulage et surtout celles d'aérage par lesquelles a lieu le retour de l'air qui a ventilé les chantiers où s'abat la houille, laissaient considérablement à désirer ; mais, peu à peu, l'administration des mines, à force de sollicitations, de menaces même, suivies au besoin de mises à exécution par l'interdiction de certains travaux, parvint à faire améliorer le régime des galeries et à en faire agrandir la section.

Les enquêtes ordonnées à la suite des accidents survenus, l'étude des moyens proposés pour les prévenir, provoquèrent des ordonnances provinciales, des circulaires administratives relatives à l'aération, à l'éclairage et au mode de travail.

Ainsi, depuis 1870, les procès-verbaux dressés au sujet des moindres accidents, étaient l'objet d'un examen attentif de la part des agents de l'administration, depuis le sous-ingénieur jusqu'au directeur général, conformément à un formulaire imprimé.

On comprend qu'un pareil système d'investigations, qui donne toujours lieu à des échanges d'explications entre les exploitants et l'autorité, ait produit des résultats qui ont enfin permis de codifier, par arrêté royal en date d'avril 1884, les dispositions éparses embrassant toutes les phases du travail des mineurs, tout en y ajoutant celles dont l'expérience avait révélé la nécessité. Nous verrons à l'instant que dans de nombreuses exploitations de la province de Liège, les industriels avaient, depuis plusieurs années, bien avant la promulgation de l'arrêté royal, été au delà de ses plus salutaires prescriptions.

Au point de vue de l'aérage en général, la vitesse du courant d'air et la section des galeries sont réglées en raison du nombre des ouvriers, de l'étendue des travaux et des émanations inhérentes à la mine.

Tout courant d'air qui pourrait être vicié par un mélange d'émananations délétères ou inflammables, au point de constituer une cause de danger pour la santé ou la sécurité des ouvriers, est écarté de tout quartier et des voies parcourues.

L'étendue des ateliers de travail est, en tous cas, limitée de telle façon que les ouvriers exposés au retour du courant d'air soient soustraits aux effets nuisibles d'une trop grande altération.

Si, par exemple, il s'agit de travaux en veine où l'air doit forcément subir une marche descendante, les ingénieurs prescrivent le minimum d'air qui doit circuler dans les travaux ou quartiers, en raison du nombre d'ouvriers employés.

Comme garantie d'exécution, l'ingénieur de l'État a pour mission de constater à diverses reprises, au moyen de l'anémomètre, la suffisance de l'air circulant. Les remblais séparant les voies de roulage des voies d'aérage correspondantes ou devant soutenir les roches, sont rendus aussi serrés et aussi imperméables que possible. Ils sont d'ailleurs avancés en tout temps à une telle distance des fronts de travail, que le courant d'air reste toujours suffisamment actif pour empêcher les gaz nuisibles de s'y accumuler, en évitant toutefois une trop grande accélération de la vitesse du mouvement. L'emploi des portes qui divisent ou dirigent le courant d'air doit être autant que possible évité par une bonne disposition des travaux. Toute porte destinée à la répartition de l'aérage doit être établie de façon à assurer constamment le passage du volume d'air nécessaire.

Dans les voies où, pour le service de la mine, des portes doivent être ouvertes fréquemment, l'usage de portes multiples, convenablement espacées, sera de rigueur. Enfin, les voies et les travaux abandonnés et non aérés, sont rendus inaccessibles aux ouvriers.

Telle est notre législation sur la matière.

Comme on voit, la question de la salubrité de l'air au point de vue de l'hématose, est étroitement liée à celle de la sécurité du personnel des travaux. C'est fort heureux, car il est infiniment probable que les médecins seraient restés seuls à réclamer en faveur de la santé des ouvriers, sans les terribles explosions qui sont venues effrayer les populations, compromettre la marche des travaux, les intérêts des propriétaires et éveiller la sollicitude du gouvernement. N'avons-nous pas vu proclamer, il y a vingt-cinq ans, cette contre-vérité pour l'époque, que la salubrité de l'air dans la mine ne laissait rien à désirer. Nous savions la témérité de ces allégations par la nature des maladies à soigner, par les frais occasionnés aux caisses de secours pour médicaments et indemnités de chômage. Nous voyons actuellement se reproduire à propos de la discussion parlementaire sur le travail des femmes et des enfants, les affirmations et les dénégations les plus opposées. A tel législateur partisan de la réglementation, l'adversaire répond : « Vous n'êtes pas compétent. » A quoi le premier réplique : « Vous êtes orfèvre, M. Josse. »

Quant aux avis des ingénieurs, des médecins, compétents et désintéressés, chacun en prend ce qui lui convient, selon le point de vue auquel il se place.

L'arrêté royal stipule les dispositions relatives aux mines à grisou, qu'il divise en mines grisouteuses, peu grisouteuses, ou à dégagement instantané du grisou. Elles visent, en sus de l'aération, l'éclairage, le mode d'exploitation, etc, etc., les précautions à prendre pour prévenir les coups d'eau.

Au nombre des mesures qui intéressent le personnel, nous en relevons deux excellentes. Nul ne peut être admis dans les travaux s'il est atteint d'une maladie ou d'une infirmité de nature à compromettre ses jours. Voici la seconde : Il est défendu de laisser descendre ou travailler dans les mines des garçons âgés de moins de douze ans et des filles de moins de quatorze.

Regrettons, pour des raisons que nous avons fait valoir ailleurs, que l'âge de ces dernières n'ait pas été porté à 18 ans, s'il reste admis que l'accès de la mine ne doit pas leur être absolument interdit.

Le décret du 3 janvier 1813 autorisait les ouvriers (on ne songeait pas aux femmes pour les travaux souterrains) à pénétrer dans les mines dès l'âge de 10 ans. L'arrêté royal du 28 avril 1884 a fait cesser cette tolérance. Mais à la suite des débats surtout qui eurent lieu à l'Académie de médecine en 1869, plusieurs exploitants de la province de Liège, notamment sur la rive droite de la Meuse, n'admettaient plus d'enfants avant l'âge de 12 ans et avaient procédé à l'exclusion graduelle des femmes et des filles des travaux souterrains.

La morale, l'économie industrielle et domestique, trouvèrent leur compte dans cette mesure. Je citerai notamment, parmi ces initiateurs, les administrations charbonnières de Marihaye, de l'Espérance, des Six-Bonniers et de Cockerill, à Seraing. C'est dans les conditions qu'elles ont faites à leurs ouvriers que nous avons puisé nos éléments de comparaison, pour constater l'état sanitaire de ces ouvriers dans ces mêmes charbonnages avant et après cette réforme spontanée.

Je ne connais aucun district minier où les exploitants se soient imposés de plus grands sacrifices pour venir en aide à la classe ouvrière.

Il existe, en Belgique, des caisses provinciales de prévoyance destinées à pensionner définitivement ou provisoirement les ouvriers mutilés, les infirmes, les veuves, les enfants, les vieux parents, les ouvriers victimes d'un accident dans les travaux.

Dans la province de Liège on comptait en 1885, sur 24,220 ouvriers, 1,500 invalides du travail pensionnés, pour ne parler que de ceux-ci.

Pour être admis à la pension, les statuts de la caisse provinciale liégeoise stipulent un temps de quinze années de travail dans les mines et 60 ans d'âge. Après trente années d'exercice, la condition d'âge n'est plus exigée. Aucune condition ne l'est, lorsque, par quelque cause inhérente au travail, l'ouvrier est devenu fatalement incapable de s'y livrer. Jusqu'en 1882, la caisse était alimentée, moitié au moyen d'une retenue de 2 % sur les salaires, moitié par une somme équivalente versée par les exploitants. Depuis 1882, la retenue a cessé et les exploitants ont pris le tout à leur charge en versant annuellement à la caisse 4 3/4 % *non pas des bénéfices*, car dans les années de crise comme celles que nous venons de traverser, la caisse de prévoyance n'aurait rien reçu, mais *sur les salaires payés*. C'est ainsi que depuis qu'elle existe (1839), la caisse de prévoyance a dépensé en pensions 11,154,584 francs, et de 1883 à 1888 inclus, 3,654,144 francs.

Ce n'est pas tout. A côté de la caisse commune existe à chaque charbonnage une caisse particulière de secours alimentée par une retenue de 2 1/2 % sur les salaires et une somme équivalente allouée par les industriels. Lorsque les dépenses dépassent l'actif, les industriels seuls comblent le déficit.

De 1883 à 1888 inclus, les sommes versées de ce chef se sont élevées en retenues de salaires à 1,238,652 francs ; en versements des exploitants à 1,795,941 francs, c'est-à-dire que ces derniers ont parfait par 442,711 francs l'excédent des dépenses.

Dans les quatre sociétés charbonnières de Seraing, — 5,604 houilleurs, — il a été dépensé de 1880 à 1888 inclus, sur la caisse particulière de secours :

Secours argent,	Fr.	788,364	moyenne annuelle	87,596 francs.
Médicaments,	—	285,795	—	31,755 —
Appointements des médecins,	—	101,902	—	11,878 —
Secours en nature	—	62,514	—	6,946 —

Soit ensemble : 1,238,575 fr., ou annuellemet 138,875 fr.

Je pourrais allonger cet aperçu en m'appesantissant sur une série d'autres mesures dont l'initiative revient aux chefs d'exploitation. Le souci du bien-être de leurs ouvriers, dont la santé se concilie avec leurs propres intérêts, devrait les suggérer facilement.

Ainsi le refroidissement compte parmi les causes les plus banales des affections des voies respiratoires, des rhumatismes. Dans leurs voyages de retour au logis, par un temps froid, humide, les houilleurs s'en vont protégés par la simple veste de travail et le pantalon de toile, souvent mouillés. Dans de trop rares charbonnages, parmi lesquels figure celui des Six-Bonniers, on s'est préoccupé de faire disparaître cette cause de maladie en y installant des lavoirs. Le règlement d'ordre y stipule que, dès son arrivée, l'ouvrier doit déposer ses vêtements dans une case portant son numéro pour les reprendre à la sortie. Il trouve dans cette case son pantalon et sa veste de travail, lavés et séchés à la houillère depuis la veille. Les avantages de cette simple mesure sont palpables : l'ouvrier regagne sa demeure avec des vêtements chauds et secs; il évite le lavage et le séchage malsain, dans son habitation, de vêtements imprégnés et souillés; il épargne enfin à sa famille la vue peu édifiante d'un homme forcé de se débarbouiller des pieds à la tête, dans la seule pièce du logis qui soit chauffée.

La même société a établi des magasins d'entretien et d'alimentation, dans lesquels la famille de l'ouvrier peut se procurer en détail, au prix d'achat en gros, les principaux objets nécessaires à l'existence. D'autres sociétés avaient agi de même, elles n'ont pas persévéré.

Nos mineurs ne sont plus les parias d'autrefois. Ils ont été à l'école jusqu'à leur entrée dans la mine. Ils ne sont pas moins instruits, ni moins avides d'instruction que les autres ouvriers. Lorsque l'âge du travail a sonné, ils ont les moyens d'agrandir leurs connaissances dans les écoles d'adultes, qui se tiennent le soir, établies, ici par le gouvernement et les municipalités, là, par les administrations industrielles. C'est sur l'instruction ainsi répandue parmi eux que nous comptons pour détruire les préjugés dont ils sont imbus, leur inculquer les notions d'hygiène individuelle indispensables à la santé du corps, les sentiments de dignité nécessaires à celle de l'âme.

Nous avons montré par des faits les progrès réalisés durant la période que nous venons de considérer. Ils nous permettent de bien augurer de l'avenir. Un peu de bonne volonté, quelques efforts encore, et d'ici à peu d'années, nous verrons, par la rareté des accidents, la diminution des malades et des infirmes, les ouvriers des mines de houille atteindre un nombre d'années égal à celui d'autres professions réputées très salubres.

Imprimerie Edmond Monnoyer.

Le Mans. — Typographie Edmond Monnoyer.

www.ingramcontent.com/pod-product-compliance
Ingram Content Group UK Ltd.
Pitfield, Milton Keynes, MK11 3LW, UK
UKHW022209190726
13855UKWH00004B/1690